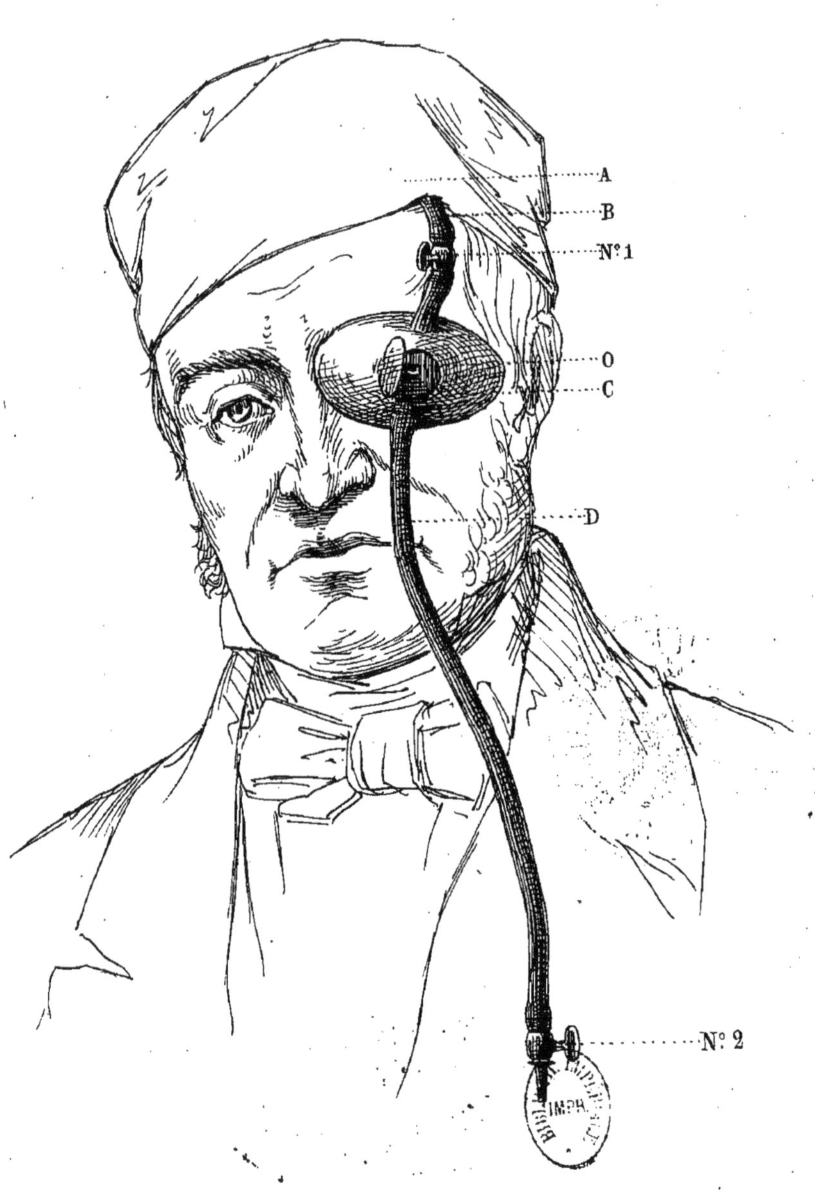

Lith. H. Storck, Lyon.

DE

L'IRRIGATION CONTINUE

APPLIQUÉE

AU TRAITEMENT DE L'OPHTHALMIE

(**NOUVELLE MÉTHODE**)

Par le Dr CHANDELUX.

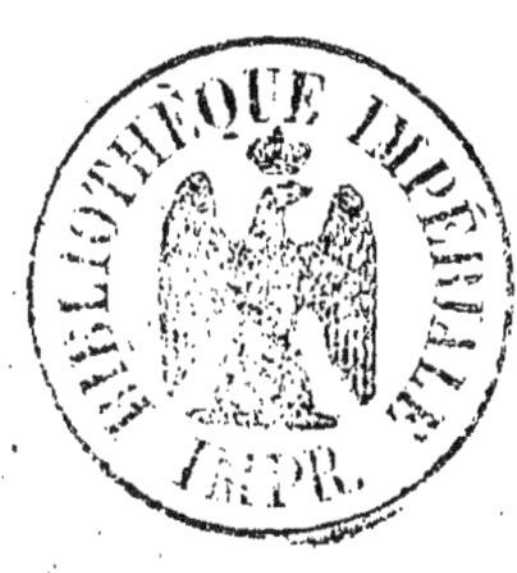

LYON

IMPRIMERIE ET LITHOGRAPHIE H. STORCK, RUE DU PLATRE, 8, LYON.

—

Janvier 1858

Ce mémoire a pour but de montrer quels grands avantages on peut retirer de l'irrigation continue dans les maladies des yeux, et d'exposer comment je suis parvenu à rendre facile l'emploi de ce moyen puissant, emploi qui offre souvent, en chirurgie, des difficultés telles, qu'on est obligé d'y renoncer, quoique l'utilité d'un pareil pansement ait, dans certains cas, un très grand avantage sur tous les autres. Aussi voit-on que jusqu'à présent les obstacles nombreux que l'on éprouvait à soumettre les membres au traitement par l'eau ont été une des causes principales qui se sont opposées à la généralisation de la méthode. Ces obstacles font ressortir clairement la presque impossibilité qu'il y avait à opposer l'*irrigation continue* aux maladies inflammatoires de l'œil; car, par la situation même de l'œil, ils deviennent bien plus considérables encore, et c'est pourquoi on a dû se borner jusqu'à présent à employer les collyres liquides sous forme de douches, de fomentation, d'instillation. Je n'hésite cependant pas à penser que l'irrigation continue est la manière la plus avantageuse de se servir de l'eau, et cela par plusieurs raisons : la première, c'est qu'elle met les parties malades à l'abri du contact de l'air, par le fait même du bain dans lequel elles sont plongées; la seconde, c'est qu'étant continue, elle s'oppose à la réaction, à l'afflux sanguin qui succèdent aux douches ou aux fomentations.

Je ferai ressortir dans ce mémoire plusieurs autres grands avantages qui découlent naturellement de l'espèce d'occlusion produite par le nouveau milieu dans lequel plongent les surfaces malades, et les heureuses modifications qu'éprouvent ces dernieres ainsi que les parties plus profondément situées.

Ayant dit que l'irrigation, ou mieux le bain continu, était une véritable occlusion, je suis conduit naturellement à examiner quels sont les avantages et les inconvénients de cette dernière méthode, telle qu'elle a été proposée et telle qu'on l'emploie généralement; on verra mieux de cette manière la supériorité de l'*occlusion aqueuse*, et on comprendra qu'elle est la première et la fondamentale utilité du bain continu.

Je ne crois pas devoir, quant à présent, dire comment je suis parvenu, à l'aide d'un moyen bien simple, à rendre possible ce nouveau pansement. On trouvera plus loin la description de mon appareil, et l'on se convaincra de ce fait, en lisant les détails de son application, qu'il existe en médecine de petites minuties d'une grande importance, comme disait Stoll; car je n'ai nullement la prétention d'avoir inventé une merveille en imaginant mon petit irrigateur : sa simplicité est tout son mérite;

et du reste je suis convaincu de cette vérité que les appareils destinés au traitement des maladies n'ont quelque valeur qu'autant qu'ils servent à mettre à profit une méthode excellente en elle-même.

En suivant le cours des discussions académiques qui eurent lieu l'année dernière au sujet de l'occlusion des paupières, appliquée à la thérapeutique de l'ophthalmie, de même qu'en parcourant les différents articles qui ont paru dans les journaux depuis le commencement de cette discussion, j'ai été frappé, et chacun l'a été comme moi, sans doute, du grave et sérieux inconvénient de l'occlusion dans certaines formes purulentes de l'ophtalmie. On lui a reproché de renfermer le pus sécrété par les parties enflammées au dedans des paupières et on s'est demandé comment il se pourrait faire que le liquide, qui à lui seul communique la maladie à l'œil sain, ne nuisit point à l'œil malade avec lequel il reste en contact (Bouvier)?

Il est, en effet, d'observation journalière que dans ces conditions le pus peut entraîner la fonte rapide de l'œil ou tout au moins être cause d'une augmentation incessante des désordres déjà existants. L'action fâcheuse du pus n'est méconnue par personne, et la pratique chirurgicale de chaque jour démontre qu'elle est à cet égard l'opinion générale; le premier soin du médecin qui a constaté l'existence d'un dépôt purulent est d'en pratiquer l'évacuation toutes les fois que le foyer est accessible aux instruments; qu'il soit situé dans les espaces inter-musculaires, sous-aponévrotiques ou ailleurs. La ponction des abcès est faite dès qu'ils sont bien démontrés, et cela parce qu'on redoute les accidents consécutifs au séjour du pus dans les organes. Comment se pourrait-il donc que le pus secrété par la muqueuse enflammée dans la conjonctivite oculaire ou palpébrale fut considéré eomme innocent quand il excite ailleurs tant d'appréhension, on ne saurait le comprendre et c'est pourquoi je n'avais pas été peu surpris de voir Mr Piorry dire que l'occlusion palpébrale était utile dans les ophthalmies purulentes; aussi ai-je vu, avec satisfaction, que c'était là une erreur prêtée à cet habile praticien, erreur qu'il s'est hâté de rectifier, par une note adressée à la *Gazette des Hôpitaux*, peu de jours après sa publication.

Tous les partisans de l'occlusion sont du même avis sur ce point, et dans les différents discours prononcés au mois de mars 1856, tous se sont élevés, précisément par ce motif, contre l'emploi du collodion, auquel on a reproché de s'opposer complètement à la libre sortie du pus intra-palpébral dans les ophthalmies purulentes.

Le pus et la sécrétion mucoso-purulente de ces formes morbides ont plusieurs autres inconvénients très saillants; ils engendrent, par leur dessication, des croûtes qui amènent l'agglutination des cils entre eux, des paupiéres entre elles; adhérences qu'il faut vaincre chaque fois qu'on veut examiner l'œil ou introduire sous les paupières un collyre quelconque; de là des tiraillements douloureux qui arrachent les cils et irritent incessamment les paupières, etc.

L'occlusion a encore contre elle un désavantage dans le cas d'adhérences; elle les favorise.

Enfin, elle a rencontré de l'opposition pour des motifs non moins importants : on a reproché, par exemple, au procédé de M. Bonnafont de trop recouvrir l'œil de compresses et de charpie, d'échauffer de cette manière les parties sous-jacentes et d'en augmenter la fluxion inflammatoire. Nous verrons plus loin comment l'irrigation continue a répondu à ces divers arguments dirigés contre l'occlusion, qui a dû, elle, céder devant des reproches aussi fondés. Aussi ce dernier moyen, bon en lui-même dans certaines formes spéciales, est-il tombé dans une défaveur complète! Personne, en effet, que je sache, n'a plus été tenté, depuis les discussions académiques qu'elle a soulevées, de traiter par l'occlusion des paupières, l'ophthalmie purulente, celle d'Egypte, celle de Belgique, la blennorrhagique, etc. On est trop convaincu du danger qu'il y a à laisser le globe de l'œil baigné dans le pus pendant un temps très court, pour aller, par une manœuvre spéciale, faire encore de ce bain purulent un bain prolongé volontairement, un véritable bain de macération. Bien loin de là on se propose constamment, et cela avec beaucoup de raison, de soustraire, par le lavage et par des injections plus ou moins fréquentes, l'œil au danger qui le menace, on s'efforce d'enlever le pus presqu'à mesure qu'il se forme ; car on a vu que l'œil plongé dans le pus s'abcédait, que la cornée s'obscurcissait rapidement, s'ulcérait; que du pus se formait entre les lames de la cornée et dans les parties de l'œil plus profondes encore, on a vu le chémosis se développer avec plus d'intensité, se boursoufler, recouvrir la cornée, l'étrangler, enfin les symptômes inflammatoires devenir plus intenses, et d'autant plus violents, que le pus séjournait plus longtemps et en plus grande quantité en dedans des paupières.

La propriété endosmotique, la perméabilité de la cornée sur le vivant comme sur le cadavre, démontrée par M. Gosselin, qui lui a, comme on sait, attribué, dans certaines circonstances, le passage dans la cornée, de l'eau de chaux, et l'obscurcissement consécutif de cette membrane; cette propriété, dis-je, ne nous rend-elle pas compte de la formation du pus dans les lames de la cornée; et ne peut-elle pas être la source d'une véritable résorption purulente, et d'une infinité d'accidents consécutifs, tels que l'hypopion, qui ne diffère de l'onyx qu'en ce que le pus est situé dans la chambre même de l'œil? Si Mackensie a pu établir que l'hypogala des anciens ou le *transport de lait* dans la chambre de l'œil, n'était rien autre que l'effet d'une phlébite utérine, dont le pus, passant dans le torrent de la circulation, agissait dans les vaisseaux de la choroïde et déterminait une phlogose purulente, je ne puis vraiment pas concevoir pourquoi l'on n'admettrait pas, comme cause de graves désordres dans l'œil, la résorption du pus d'une conjonctivite; dans ce cas, il aurait un trajet bien moins long à parcourir pour produire des effets fâcheux; effets qu'on ne peut nier, quoique l'on puisse soutenir, au point de vue de l'école allemande, que la gravité du mal dans les ophthalmies purulentes, vienne plutôt de leur essence spécifique que de toute autre cause.

Dans ces formes morbides, la première indication est, d'après cela, de donner un libre cours aux liquides purulents, et même d'en faciliter la sortie. Le lavage des yeux, les douches oculaires de M. Chassaignac, remplissent ce but, mais dans une limite très restreinte. L'irrigation continue y suffit au contraire amplement; par la composition du collyre que l'on emploie, elle réunit en même temps tous les avantages des lavages et des injections ordinaires, que ces lavages, que ces injections soient astringentes, émollientes, caustiques, peu importe.

La valeur de l'occlusion palpébrale n'était plus contestée dans les formes non sécrétantes d'ophthalmie, quoi qu'ayant encore, dans certains cas, des inconvénients sérieux, qui la rendaient inacceptable pour quelques-uns. Quoi qu'il en soit, je n'ai point à discuter ici les avantages et les inconvénients de l'occlusion des paupières ; mais il était bon de rappeler les dangers de cette méthode pour montrer que ces dangers étant évités d'une manière quelconque, la méthode de l'occlusion restait avec tous ses avantages. On verra par la suite que l'irrigation continue employée comme je l'entends, produit tous les résultats favorables que l'on attendait de l'occlusion sans présenter son côté défectueux, et c'est là sans doute un des faits les plus appréciables du procédé que je mets en avant.

Un des grands avantages de l'occlusion, c'était certainement de soustraire l'œil à l'action de l'air et de la lumière, agents qui engendrent, lorsqu'ils sont en contact avec l'œil malade, une douleur plus ou moins violente, et quelquefois intolérable ; la douleur réagit elle-même d'une façon très fâcheuse et augmente l'irritation des parties malades. Y soustraire l'œil enflammé était par-là même un précieux résultat : l'inflammation et tous ses symptômes devaient en éprouver un singulier amendement.

Voyons si l'irrigation continue peut produire cette heureuse influence et comment, outre ces premiers avantages, elle permet d'employer les médicaments les plus efficaces contre les ophthalmies, les collyres liquides. J'ai laissé voir suffisamment, j'espère, comment l'irrigation agissait sur la sécrétion purulente. Dire que c'est un lavage continu, c'est tout dire.

Avant d'étudier l'action spéciale de l'irrigation continue sur certains états, sur certaines altérations pathologiques de l'œil, il est de mon sujet de démontrer que, d'après l'opinion générale, parmi les collyres les plus efficaces dans les ophthalmies, les plus avantageux sont sans contredit les liquides, et qu'entre ces derniers l'eau fraîche est certainement un des meilleurs. Qu'il me soit permis aussi de rappeler les procédés défectueux à l'aide desquels ces divers remèdes étaient et sont encore appliqués à l'œil malade.

Voici d'abord ce que pensait Morgagni des collyres liquides. On admettra, je pense, l'autorité d'un aussi grand maître.

L'eau froide est à ses yeux un excellent collyre.

« Dans les inflammations vives de la conjonctive, la cornée s'ulcère facilement, de sorte que je ne craignais rien tant que cela, lorsque dans ma jeunesse je fus attaqué à Bologne, au commencement de ce siècle, d'une ophthalmie extrêmement opiniâtre, qui était accompagnée, de temps en temps, d'une douleur assez vive pour m'empêcher très souvent de prendre du sommeil, etc. » Et plus loin, « si vous me demandez de quelle manière je me garantis de cette maladie pendant très longtemps, malgré une si grande et si constante application de mes yeux le jour et la nuit, je vous dirai que ce ne fut que par des lotions de la face et des paupières, que je faisais depuis lors chaque matin ; et je ne me servais pas inconsidérément d'une eau quelconque, mais seulement de celle qui avait été fraichement tirée d'un puits. Et effet, cette eau est assez froide pour pouvoir rétablir et conserver la force des fibres affaiblies par une ophthalmie antérieure, sans présenter les dangers que Fabrice de Hilden redoute de celle qui serait très froide. Je ne puis pas savoir d'une manière certaine si Détharding veut parler de cette eau dans son petit ouvrage qui a pour titre : *Du Spécifique prophylactique des yeux*, et qu'il publia à Copenhague l'an 1745 ; quoique le savant de Haller, le seul par qui j'ai connaissance de cet opuscule, dise que ce spécifique consiste dans des lotions que l'on fait avec de l'eau froide ; mais ce que je sais positivement, c'est qu'ayant enfin négligé l'usage de l'eau que j'ai indiquée, l'inflammation, qui n'avait pas eu lieu depuis plus de quarante ans, revint promptement. »

Les collyres liquides sont sans contredit un moyen des plus efficaces à opposer à la plupart des maladies inflammatoires des paupières et du globe oculaire, mais souvent on est obligé de renoncer à leur emploi à cause des inconvénients inhérents à leur mode d'administration. En effet, comme le fait remarquer M. Velpeau, la difficulté de les maintenir au contact de l'œil, leur enlève la plus grande partie de leur efficacité, et c'est pourquoi on les remplace fréquemment par des pommades et des collyres pulvérulents, qui, introduits sous les paupières, agissent d'une manière plus suivie, plus certaine, *parce qu'elle est plus prolongée.*

Il suffit donc de savoir quelle est l'énergie et quelle serait l'utilité des collyres aqueux mis en contact prolongé avec l'œil, pour justifier les recherches auxquelles je me livre et pour les faire accepter. Je sais bien que les collyres liquides ont été rejetés par certains auteurs dans différentes formes d'ophthalmies, comme dans la scrophuleuse par Scarpa, Carron, etc. Mais outre que cette réprobation n'est pas générale, je suis tenté de croire que l'éloignement de quelques médecins pour cette forme médicamenteuse, tient plus au mode défectueux de la méthode suivie jusqu'à nos jours, qu'à toute autre cause. Je ne veux, du reste, ni ne peux, quant à présent, discuter cette question, n'étant point encore en mesure de la résoudre. L'expérience qui, dans tous les cas, ne saurait rien avoir de fâcheux assurément, dira plus tard d'une manière définitive, quels sont les cas particuliers dans lesquels la nouvelle manière d'employer les collyres liquides doit être rejetée.

Cette méthode, apportant une modification profonde à l'action des médicaments, qui, d'intermittente et fugace devient continue et très active, ne peut faire préjuger par conséquent de l'avenir d'après ce qui s'est fait dans les temps antérieurs.

Que l'on invoque l'absorption du collyre par les surfaces muqueuses et par les vaisseaux de l'œil et des paupières, comme en expliquant l'action ou bien qu'on ne le considère que comme un simple topique, agissant *in situ* peu importe, on verra plus tard que ce résultat est mieux obtenu par l'irrigation continue que par tout autre mode d'emploi. Mais il est nécessaire, avant d'aller plus loin, d'exposer succinctement comment, jusqu'à présent, ont été utilisés les collyres aqueux, l'insuffisance des procédés ressortira clairement, je l'espère, de cet examen.

« Les collyres aqueux sont les plus usités (1), on les emploie de plusieurs manières. Tantôt on les instille entre les paupières à l'aide d'un petit linge trempé dans le liquide et qu'on presse entre les trois premiers doigts de la main, tandis que de l'autre main on ouvre les paupières ; il faut pour cela que le malade soit couché hori-

(1) Rognetta, t. d'ophthal., p. 35.

zontalement, la tête très renversée en arrière, ce qui n'est pas facile chez les enfants; on peut aussi, au lieu de linge, se servir d'une petite fiole avec laquelle on fait égoutter le liquide entre les paupières; ou bien à l'aide d'un tube de verre, percé à ses deux extrémités, on place le doigt sur l'une des ouvertures, on retient le liquide dans le tube, et en soulevant le doigt, on le fait tomber goutte à goutte. (Florio). Tantôt on les applique à l'aide d'un petit pinceau très mou, mais ce moyen est douloureux par l'action mécanique de l'instrument; au lieu de cela, je me sers plus commodément d'un linge, dont j'enveloppe mon doigt indicateur en manière de doigtier de gant et que je promène doucement sur la face interne de la paupière inférieure, je laisse ensuite ce linge entre les paupières au contact de l'œil, en engageant le malade à contracter le muscle orbiculaire, en attendant que je retire mon doigt. On peut l'appeler *application par abstersion.* Tantôt enfin on s'en sert par simple lavage et par fomentation, en laissant sur les paupières des compresses trempées dans le liquide, ce qui est très propre à l'absorption. Toujours cependant on doit commencer par tirer de la masse commune du collyre la quantité qu'on veut consacrer à chaque pansement, en le versant dans un petit verre à liqueur.

L'inconvénient de ces sortes de collyres, c'est de ne pouvoir rester en place que très peu de temps. Aussi, pour les rendre efficaces, est-on obligé de les charger de fortes doses de médicaments; mais alors on tombe dans l'inconvénient de l'action locale, plus ou moins irritante, ce qui trouble le travail d'absorption. Pour les tenir longtemps en contact avec l'œil, on fait usage, il est vrai, d'espèces de petits verres inventés par Fabrice d'Aquapendente et qu'on appelle œillères. Mais pour cela, il faut que la tête soit penchée en avant, ce qui est nuisible à l'œil et au cerveau; et si on applique l'œillère en renversant la tête en arrière de manière à maintenir le verre verticalement sur l'œil, on tombe dans un autre inconvénient, en comprimant les veines de la base des paupières par les bords du verre et en pesant mécaniquement sur l'œil. Nous pensons que les fomentations à l'aide de compresses sont préférables aux œillères, par la raison qu'elles permettent l'absorption dans une plus grande étendue et favorisent en outre l'absorption d'une partie du calorique animal par l'évaporarion d'une partie du liquide à l'air libre ; aussi voit-on ces linges s'échauffer promptement, ce qui oblige à renouveler utilement l'application du liquide.

Si l'on a bien saisi les remarques précédentes, on doit comprendre que ce mode d'application des collyres liquides est le meilleur, et qu'on ne doit pas se borner à un simple lavage de la conjonctive, comme on le fait communément, cette action n'étant que passagère si on ne la fait pas suivre de la fomentation. »

Ce qu'on vient de lire résume à peu près tout ce qui a été dit sur l'emploi des collyres liquides ; on voit par-là les inconvénients des anciennes méthodes. Les fomentations font passer l'œil par une succession de transitions chaudes et froides déplorables : elles laissent les liquides purulents en contact avec l'œil; elles exigent une surveillance continue, impossible la nuit ; elles s'accompagnent de réactions incessantes ; elles s'opposent à ce que le malade soit debout, car alors le liquide tombe de la face, ou bien la compresse se détache de l'œil, ou bien la compression est pénible, etc. Les bains avec l'œillère compriment les parties molles; ils nécessitent une attention impossible et deviennent très pénibles par là même. Les instillations sont douloureuses, etc., etc. Je n'en finirais pas si j'énumérais les reproches adressés aux collyres liquides appliqués d'après les anciens principes. On voit qu'il n'y a rien là qui ressemble à l'irrigation continue faite comme je l'indique un peu plus loin. Si je voulais établir la différence qui existe entre ce bain continu et renouvelé, d'une part, et le bain intermittent, les instillations, les douches même, d'autre part, j'aurais à exposer des choses très évidentes d'elles-mêmes, et il me faudrait répéter ce qu'ont dit ceux qui se sont occupés spécialement de l'irrigation continue; j'aime mieux exposer d'une manière succincte quels sont les effets de l'irrigation appliquée aux maladies des yeux, sans entrer, quant à présent, dans le détail d'observations qui trouveront leur place ailleurs; il sera loisible à chacun de vérifier mes assertions. Les unes je peux les présenter comme des faits acquis, les autres comme des faits probables et découlant de notions fournies par une expérimentation encore trop restreinte pour être complète. Je me suis hâté, du reste, de publier les quelques idées que j'ai pu me faire de cette nouvelle application de l'irrigation, afin d'appeler sur elle l'attention de ceux de mes confrères qui se trouveraient en position de l'expérimenter.

L'irrigation continue est, d'après ce qu'on a lu jusqu'à présent, une médication complexe; elle réunit les avantages de plusieurs en une seule.

1° Elle produit l'occlusion sans entraîner les conséquences fâcheuses de l'occlusion ancienne, tout en en conservant les bénéfices.

2° Elle met à profit les collyres liquides, qui sont des agents utilement dirigés contre les diverses ophthalmies.

3° Elle conserve l'activité au malade en lui permettant de se promener, d'agir, et de la sorte en s'opposant aux congestions passives.

4° Elle peut enfin, dans des circonstances données, agir par compression sur l'organe malade.

Je vais faire voir maintenant combien, par la combinaison de ces divers éléments d'action, le bain continu influence heureusement les divers états pathologiques de l'œil.

Un des phénomènes les plus saillants de l'ophthalmie, c'est certainement la douleur ; elle est à peu près constante et la compagne presque obligée des altérations de texture et de nutrition de l'œil, et de ses annexes ; elle revêt des caractères très variés, tantôt pongitive, tantôt lancinante, c'est une sensation de gravier, de sable ; elle est profonde, superficielle, sourde, gravative, toujours plus ou moins vive ; elle est souvent un obstacle considérable à l'emploi d'un traitement actif ; elle s'oppose à l'examen de l'œil, à l'introduction des collyres ; à elle seule elle suffit pour opérer une réaction violente sur l'état général du malade ; elle lui enlève toute énergie morale et physique, heureux quand elle n'amène pas des résultats plus désastreux encore. Cette douleur, quelle qu'elle soit, ne cède ni aux collyres calmants, ni aux médications générales lorsqu'elle est très violente. Dans deux cas, l'un chez un mineur âgé de trente-cinq ans, porteur d'une ophthalmie traumatique ; une autre fois chez une jeune fille qui avait une ophthamie scrofuleuse intense ; la douleur s'est calmée deux heures et quatre heures après l'application de mon appareil. Je rapporterai plus tard en détail ces deux faits, intéressants à plus d'un titre, les deux premiers sujets qui se soient présentés à mon observation depuis ma nouvelle méthode. Je dis nouvelle, car j'avoue ne l'avoir vue indiquer nulle part, aimant mieux encourir le reproche d'ignorance que celui de mauvaise foi.

On peut donc considérer comme démontrée l'action sédative de l'irrigation continue; cette action sédative était prévue d'ailleurs d'après ce qui se passe dans les plaies articulaires, dans les entorses traitées par cette méthode, on sait quelle est, dans cette circonstance, l'influence bienfaisante de l'eau.

Un effet facile à constater du bain continu, c'est le prompt dégagement des parties. Une solution gommeuse m'a dans un cas réussi parfaitement pour dissiper rapidement un boursouflement considérable des paupières et de la conjonctive, soit que dans ce cas le collyre ait agi par exosmose, soit de toute autre façon. Je constate le fait sans chercher à l'expliquer.

L'irrigation continue prévient et fait disparaître les granulations muqueuses qui, vers la fin de certaines blepharites et conjonctivites intenses produisent des accidents sérieux, en irritant, par leur contact, la cornée transparente, dont elles finissent par amèner l'opacité, ainsi que cela a été établi par Middlemore (t. I, p. 121, 352), et par plusieurs oculistes de France et de l'étranger, ainsi que cela est fréquemment constaté également dans les hôpitaux belges.

Que ces granulations soient le résultats de l'hypertrophie des villosités muqueuses, comme quelques-uns le pensent, ou qu'elles soient au contraire de véritables bourgeons charnus analogues à ceux qui se développent sur les plaies en voie de cicatrisation; peu importe, l'eau fraîche est un bon moyen de les réduire. On l'a démontré au sujet des recherches de Langenbeck, quoique celui-ci ait soutenu une opinion contraire; mais dans les procédés de ce dernier, il est évident que l'eau chaude, en amenant une congestion permanente des tissus, pouvait bien produire une action différente et opposée à celle de l'eau à une température inférieure, aussi suis-je porté à croire que ceux qui ont essayé l'irrigation continue des plaies, n'ont pas assez étudié l'action différente de l'eau suivant la température. Chacun sait que le chirurgien de Berlin veut qu'elle soit le plus élevée possible.

Du reste, si les granulations étaient très développées, si des végétations existaient, rien ne s'opposerait à ce qu'on en pratiqua l'excision tel que cela a été indiqué par Saunders et par Adams, son élève; on pourrait même les toucher ensuite avec la pierre infernale, et puis appliquer l'appareil irrigateur. Je ne pense pas, du reste, qu'une seule méthode soit avantageuse dans le traitement de tous les genres de maladies, et je suis bien porté au contraire à croire que certains remèdes conviennent à tels maux et certains à tels autres; mais je n'en suis pas moins convaincu que l'irrigation est une méthode applicable à la période d'acuité de toutes les ophthalmies, et que cette méthode aide et rend efficace d'autres traitements peu avantageux sans elle. Après chaque excision on a une réaction assez vive à combattre, c'est surtout contre elle qu'on reconnaîtra tout l'avantage de l'irrigation continue; elle est utile surtout pour s'opposer à la formation des brides entre l'œil et les paupières. Je suis persuadé qu'elle serait le meilleur moyen d'empêchement apporté aux cicatrisations vicieuses qui suivent les brûlures.

Enfin, l'irrigation continue est utile comme moyen ophthalmoscopique en permettant de voir l'œil malade, qui redoute le plus la lumière et l'air. Et en s'opposant au blepharospasme, qui soustrait l'œil à l'investigation du chirurgien.

L'irrigation peut encore avoir une certaine utilité après l'opération de la cataracte et celle de la pupille artificielle, pour s'opposer à l'invasion des phénomènes inflammatoires; et après la cicatrisation de la cornée et de la sclerotique, elle peut restituer peut-être une partie de l'humeur aqueuse qui s'est écoulée pendant ou après l'opération. L'œil devient flasque sous l'influence de cette privation de liquide, la cornée se flétrit et le malade ne voit point tant que dure cet état, qui, dans certains cas, disparaît spontanément lorsque la séreuse de Demours a sécrété une nouvelle portion d'humeur aqueuse; mais qui quelquefois est durable et s'oppose au rétablissement de la vue.

Maunoir avait proposé de combattre ce triste affaissement de la cornée par une injection d'eau. L'endosmose pendant l'irrigation produirait mieux je pense; du reste je n'ai pas encore été dans le cas de faire cette application du bain continu; mais ce qui se passe sur le cadavre pourrait faire pressentir un résultat satisfaisant. Je me suis assuré souvent qu'un œil vidé d'une portion d'humeur aqueuse et plongé dans l'eau, reprenait en deux ou trois heures son volume normal. L'œil flasque des cadavres s'y gonfle également sans avoir été préalablement ouvert. Plongé dans une dissolution de gomme arabique, la cornée devient plus transparente; mais au bout d'un certain temps, si la dissolution gommeuse est concentrée, elle s'affaisse sous l'influence de l'exosmose, laquelle se produit très lentement dans ce cas. S'il en eut été autrement, on aurait peut-être pu profiter du bain continu pour combattre avantageusement l'hydrophthalmie.

On peut vérifier, par des expériences trés simples, les faits que j'ai avancés plus haut.

En résumé, l'irrigation continue, appliquée au traitement des ophthalmies, m'a donné les résultats suivants :

1° Elle calme la douleur et rend la sécrétion purulente moins dangereuse ; elle combat l'inflammation très avantageusement.

2° Elle combat efficacement l'effet irritant des végétations, et elle s'oppose, dans de certaines limites, à leur développement.

3° Elle ne condamne point le malade à un repos absolu dans un lit et dans une chambre obscure, et dans ce sens elle exerce une heureuse influence sur l'état général.

4° Enfin, aidée des traitements généraux convenables, elle donne des résultats meilleurs que les autres méthodes, et elle peut rendre des services dans plusieurs circonstances, telles que celles spécifiées plus haut, mais qui ne se sont point encore présentées à mon observation : on pourra faire à cette méthode plusieurs objections qui sont réfutées par l'expérience.

1° Dans les ophthalmies avec boursouflement considérable des paupières le liquide ne peut pénétrer jusqu'au globe de l'œil ?

Si l'on veut bien réfléchir que ce boursouflement cède très rapidement sous l'influence de l'irrigation, on comprendra que les paupières peuvent facilement s'enrouvir et donner passage au liquide ; en second lieu, l'occlusion la plus complète étant surtout produite par l'agglutination des paupières, le muco-pus, qui produit cette agglutination, se dissous et cela suffit pour la pénétration du liquide, d'autant mieux que la photophobie disparaissant, les paupières s'entr'ouvrent d'elles-mêmes dès que l'œil est plongé dans le bain.

2° L'œil étant emprisonné dans l'appareil, ne peut plus être surveillé?

L'appareil est muni d'un verre qui permet, jusqu'à un certain point de voir l'œil malade, et d'ailleurs le malade dit lui-même s'il peut ou ne peut pas apercevoir la lumière.

3° Le bain continu ramollit la cornée?

Cet accident n'est point à craindre, il est contraire à l'expérience, et on peut constater qu'un pareil phénomène ne se produit point sur l'œil des noyés.

Je dois encore, avant de passer à la description de mon appareil, ajouter que je suis loin de penser que l'irrigation continue puisse à elle seule suffire pour dissiper et guérir toutes les ophthalmies, il est important au contraire de joindre au traitement local les médications générales, les médications révulsives et dérivatives indiquées par la nature de la maladie; on me dispensera d'insister sur ce point, et on conviendra avec moi qu'il serait peu logique de conclure, de ce qu'un remède n'est pas une panacée universelle, à l'inutilité de ce moyen. Dans tous les cas, l'irrigation continue aide singulièrement à l'efficacité du traitement employé concurremment avec elle.

L'appareil à irrigation se compose (*Voir la planche*):

1° D'un récipient **A** de la capacité d'un litre environ; ce récipient, en caoutchouc, porte à sa base une sorte d'entonnoir au fond duquel se trouve un écrou dans lequel vient se visser l'extrémité d'un tube en caoutchouc **B**, lequel s'ouvre à la partie supérieure de l'œillère **C**. Le tube **B** porte un petit robinet n° 1, destiné à augmenter ou à diminuer l'écoulement.

2° D'un objectif ou œillère **C** en gutta-percha de forme elliptique, avec un grand diamètre de 9 centimètres, un petit de 6 cent. 1/2. Cette œillère, dont les rebords sont renversés en dehors pour se mouler plus facilement sur les bords de l'orbite, est munie à son centre d'un diaphragme en verre **O**, concave, recouvert d'un opercule en gutta-percha qui permet de soustraire l'œil à l'influence de la lumière, ou bien au contraire de laisser pénétrer les rayons lumineux jusqu'à lui.

3° Enfin, un tube d'écoulement part de la base de l'œillère et rejette au dehors le liquide qui a servi à l'irrigation. Ce tube **D** est muni d'un robinet n° 2, lequel permet de modérer ou de hâter l'écoulement du collyre.

Rien n'est donc plus simple que cet appareil. On voit tout d'abord comment il fonctionne.

L'œillère étant appliquée sur l'œil, le réservoir est rempli du liquide destiné à baigner l'œil (la température la plus utile est celle de 18 à 25°, l'œil supporte difficilement un degré inférieur) ; il est vissé sur le tube **B** et placé, suivant les besoins, soit sur une planche qui domine le chevet, soit suspendu dans un filet au fond d'un chapeau quand on veut faire marcher ou sortir le malade.

Le Robinet n° 1 est alors ouvert et le robinet n° 2 est ouvert lui-même de manière à maintenir constamment l'œillère pleine de liquide, mais de façon en même temps à conserver un écoulement permanent, plus ou moins abondant. — Un récipient de un litre donne facilement un écoulement continu de deux heures. Pendant la nuit une caisse d'une capacité suffisante remplace la vessie de caoutchouc ; elle permet un écoulement continu d'une durée indéterminée.

Relativement à la manière de fixer l'œillère, il est bon d'observer qu'on peut s'y prendre de deux façons.

Ou bien l'on veut donner à l'œil un bain prolongé, alors un fer chaud est passé sur le bord de l'œillère ; celui-ci se ramollit ; on le moule sur l'orbite, on l'y maintient un instant et il adhère entièrement à la peau ; on le laisse en place. Il faut éviter de l'appliquer directement sur le sourcil, car l'arrachement des poils deviendrait inévitable lorsqu'on enlèverait l'appareil ; il suffit, pour se mettre à l'abri de cet accident, de commencer par recouvrir le sourcil d'un papier huilé.

Si l'on ne voulait employer l'irrigation que très temporairement, il suffirait, après avoir ajusté l'appareil sur l'œil, de l'enlever, de le laisser refroidir et de l'appliquer de nouveau après en avoir enduit les bords avec un corps gras. Dans ce cas il n'adhère pas à la peau, mais il est plus difficile de s'opposer à l'écoulement de l'eau ; il faut aussi une certaine compression à l'aide d'une bande pour le maintenir. Dans les ophthalmies légères, ce procédé peut néanmoins être utilisé avec avantage. On peut de cette manière donner à l'œil un bain de quelques heures seulement. Les malades préfèrent en général se soumettre à cette irrigation momentanée.

Une bande en caoutchouc un peu ferme, munie d'une agraffe et percée d'un trou au niveau du verre de l'œillère, suffit pour maintenir l'appareil en place.

A l'aide de cet appareil on peut employer des collyres

quelconques, la gutta-percha étant inaltérable par ces divers liquides.

Je me suis également servi de l'instrument que je viens de décrire pour soumettre l'œil aux bains gazeux d'acide carbonique, comme les a recommandés récemment M. Follin; rien n'est plus aisé. L'appareil étant fixé et les robinets 1 et 2 ouverts, il suffit de développer de l'acide carbonique dans l'appareil de Briett, d'ajuster le robinet inférieur à l'ajutage d'écoulement du gazogène. Lorsque le récipient **A** est plein, le robinet inférieur n° 2 est fermé, et l'œil plonge dans un bain d'acide carbonique facilement renouvelable.

A l'aide de l'irrigation continue et des douches gazeuses, employées de la façon que viens de dire, j'ai obtenu des résultats très satisfaisants qui seront consignés dans un prochain mémoire.

FIN.

www.ingramcontent.com/pod-product-compliance
Ingram Content Group UK Ltd.
Pitfield, Milton Keynes, MK11 3LW, UK
UKHW022151260726
13993UKWH00005B/2288